DE L'ÉDUCATION

ET DE SES RAPPORTS

AVEC

LA MÉDECINE,

Discours de Réception

PRONONCÉ

DANS LA SÉANCE PUBLIQUE DE L'ACADÉMIE ROYALE DES SCIENCES

BELLES-LETTRES ET ARTS DE LYON,

Du 3 Septembre 1833;

Par Isid. Polinière,

MÉDECIN DE L'HÔTEL-DIEU DE LYON,

MEMBRE DE L'ACADÉMIE, ETC.

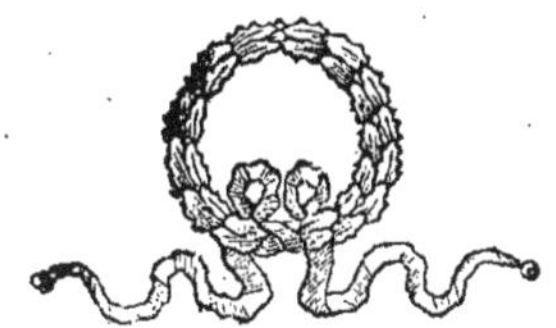

LYON.

IMPRIMERIE DE GABRIEL ROSSARY,

Rue Saint-Dominique, Nº I.

1833.

DE L'ÉDUCATION

et de

SES RAPPORTS AVEC LA MÉDECINE.

DE L'ÉDUCATION

ET DE SES RAPPORTS

AVEC

LA MÉDECINE,

Discours de Réception

PRONONCÉ

DANS LA SÉANCE PUBLIQUE DE L'ACADÉMIE ROYALE DES SCIENCES
BELLES-LETTRES ET ARTS DE LYON,

Du 3 Septembre 1833;

Par Isid. Polinière,

MÉDECIN DE L'HÔTEL-DIEU DE LYON,

MEMBRE DE L'ACADÉMIE, ETC.

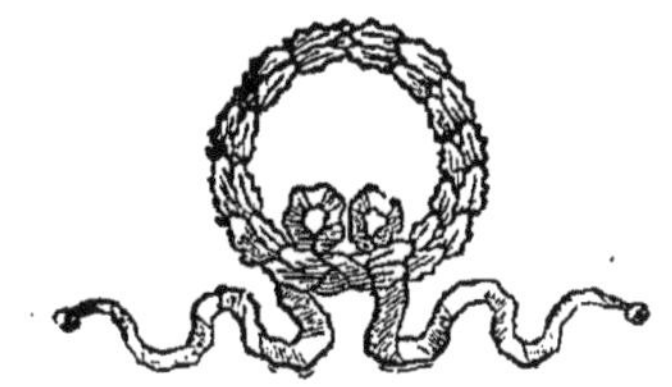

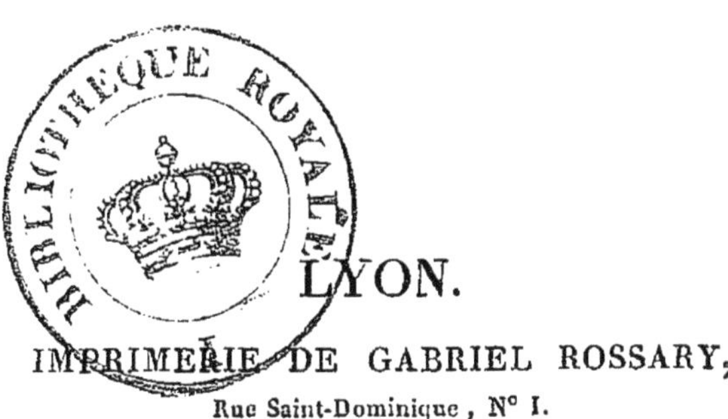

LYON.

IMPRIMERIE DE GABRIEL ROSSARY,

Rue Saint-Dominique, N° I.

1833.

DE L'ÉDUCATION

et de

SES RAPPORTS AVEC LA MÉDECINE.

⸺⸺◦⟊◦⸺⸺

Messieurs,

Lorsque voulant , sans doute , donner un encouragement à l'a-
mour de la science , plutôt qu'une récompense à des titres scientifi-
ques d'une faible valeur , la bienveillance de vos suffrages me per-
mit de siéger au milieu de vous , un objet d'une haute importance
remplissait vos séances et provoquait des discussions remarquables
autant par la profondeur des vues théoriques et pratiques qui étaient
tour-à-tour présentées , que par la merveilleuse éloquence qui capti-
vait tous les esprits.—Il s'agissait de réaliser les intentions généreuses
et philanthropiques du major-général Martin, il s'agissait de trouver
enfin le meilleur mode d'éducation propre à former de jeunes indus-
triels.

Ces savans et utiles débats reportèrent mes idées sur l'éducation des
hommes ; et la considérant dans ses rapports avec la science à laquelle ma vie est consacrée , j'examinai ce que l'on entend par éducation en général , et quelle est l'influence que la médecine peut exercer sur elle.

C'est le résultat de ces réflexions , tout imparfait qu'il est, que je
soumets à votre expérience , Messieurs, en vous exprimant combien
je regrette que mes efforts ne soient pas aussi dignes que je le vou-
drais de votre indulgente attention.

Lorsque l'on réfléchit sur l'importance que les législateurs des peuples ont attachée à l'éducation ; lorsque l'on voit que depuis Moïse
chez les Hébreux, Lycurgue et Solon chez les Grecs, le sage roi Numa
chez les Romains , jusqu'aux gouvernemens de nos jours, les codes
de l'éducation ont été l'objet d'une sollicitude , variable, sans doute,
suivant les époques et les mœurs, mais pourtant constante dans sa
direction ; lorsqu'enfin l'on parcourt les innombrables traités relatifs
à l'éducation , dus aux méditations des plus grands esprits, depuis
Plutarque et Quintilien , jusqu'à Locke, Ballexserd , J. J. Rousseau,

Rollin et Basedow , ne semble-t-il pas que tout a été dit sur cette matière , et que dans ce vaste champ si fertile , où tant de fructueuses moissons ont été recueillies, il ne reste plus qu'à glaner d'une manière stérile et vaine ?

Il serait difficile, en effet, d'émettre une pensée nouvelle, ignorée de nos devanciers. — Mais au milieu de ces matériaux immenses, il est permis d'en prendre un certain nombre pour les coordonner sous un point de vue nouveau : il est permis surtout de porter un esprit d'examen sur ces collections de documens et de préceptes , parmi lesquels se sont glissés des préjugés et des erreurs de bien des sortes, sanctionnés par des écrivains , doués d'ailleurs d'un esprit éminemment philosophique.

Ils auraient pu s'en garantir, si , dégagés d'idées préconçues et systématiques, si munis d'une connaissance plus exacte de la philosophie médicale, ils fussent devenus ainsi des observateurs praticiens , au lieu de se complaire dans des doctrines théoriques.

Suivant une marche bien différente , les physiologistes modernes me paraissent avoir répandu la plus vive lumière sur la question qui nous occupe. — Parmi ceux que l'on peut citer, Cabanis et Gall occupent le premier rang : — l'un en étudiant soigneusement les différences de caractères et d'humeur qui émanent des climats , des habitudes, du régime, de l'âge, des tempéramens ; en établissant les rapports du physique et du moral de l'homme ; — l'autre , en spécifiant les fonctions diverses de la pluralité des organes dont l'encéphale, cette masse homogène en apparence , est composée, et en expliquant, autant que possible, le mécanisme si mystérieux de ces organes.

Je n'ignore pas que les savantes leçons de ces deux philosophes ont éveillé des scrupules chez les ames religieuses et même ont excité quelques anathêmes. On a crié au matérialisme , et ce cri de réprobation interdisait, naguère, une réfutation raisonnée. Les ouvrages de Cabanis et de Gall étaient repoussés avec effroi ; mais de ce que l'on a pu extraire de leurs écrits des pensées isolées , propres à figurer dans des systèmes matérialistes, il ne s'ensuit pas que le reproche adressé à ces auteurs soit fondé. — S'il me paraissait l'être, je n'invoquerais pas leur autorité, qui serait alors si contraire à mes intimes convictions. Ce n'est pas à une époque où nous avons la satisfaction de voir se manifester de toutes parts une tendance religieuse , dégagée du fanatisme et de l'hypocrisie, que l'on pourrait chercher à faire prévaloir les desséchantes maximes du matérialisme. — Plus qu'un mot sur cet objet : Cabanis et Gall n'ont attaqué , nulle part, les deux dogmes fondamentaux, l'existence de Dieu et l'immortalité de l'ame. — Loin de là , Gall lui-même a constamment démontré que l'homme est naturellement religieux ; qu'il ne peut perdre cette sublime et impérieuse disposition que par une dépravation exceptionnelle de sa nature primitive. — Or, n'est-ce pas là tout entière cette belle pensée de l'orateur romain, si digne d'être placée en tête des livres sacrés de toutes les nation : *Inter homines , gens nulla est , tam fera , quæ non sciat Deum esse habendum , etiamsi ignoret , qualem habere deceat.*

Tout ce qui tend à développer les facultés physiques et morales de l'homme, pour le rendre utile à lui-même, à la famille et à la patrie, constitue l'éducation.

L'éducation découle de trois sources, qui sont : l'enseignement, l'organisation même de l'homme, et les circonstances successives ou soudaines au milieu desquelles se passe la vie.

On façonne les hommes par l'éducation, dit J. J. Rousseau, comme les plantes par la culture, et certes il n'est pas l'inventeur de cette pensée métaphorique. Les écrivains de l'antiquité l'avaient déjà exprimée, et plusieurs des pères de l'Eglise, entre autres St-Jérôme, St-Grégoire, l'ont reproduite. Elle a trouvé de l'écho dans presque tous les pays civilisés. C'est-à-dire, que l'éducation proprement dite, celle qui résulte de l'enseignement et de l'exemple, a été considérée comme exerçant une influence illimitée sur le développement des facultés de l'homme. Cette assertion absolue me paraît être une des grandes erreurs que renferment les traités d'éducation.—Ce n'est pas que je prétende méconnaître les heureux fruits de l'enseignement, et que je cherche à les dessécher par un froissement imprudent ou barbare. — Eh! comment pourrais-je avoir la pensée de révoquer en doute les bienfaits d'un enseignement religieux et moral, dont les excellens préceptes, inculqués dans un âge tendre, résistent souvent à l'impétuosité désordonnée des passions, les répriment, ou parviennent au moins à tempérer leur fougue. — Mais je crois qu'il importe de montrer quelles sont les bornes de l'éducation provenant de l'enseignement, et de prouver que cette éducation ne possède pas la toute-puissance créatrice qu'on lui attribue trop généralement.

L'enseignement, l'exemple, agissent, il est vrai, sur les masses d'une façon puissante ; — et les nations qui, tour-à-tour, ont brillé sur la terre, soit par le déploiement de leurs forces belliqueuses et conquérantes, soit par la grandeur et la perfection de leurs institutions sociales, soit surtout par le glorieux ascendant que les lettres, les arts et les sciences seuls peuvent donner, ces nations, dis-je, ne sont pas arrivées, tout-à-coup, à ce haut degré de pouvoir et de splendeur. — Il a fallu que, chez elles, dès générations successivement avancées dans la carrière d'un enseignement méthodique, pussent ainsi s'élever par un progrès plus ou moins rapide.

L'enseignement et l'exemple sont encore puissans lorsqu'ils exercent leur action sur des individus dont les goûts, les penchans, ne sont ni trop faibles, ni trop énergiques.—Or, c'est-là le sort du plus grand nombre. Avec cette médiocrité native des forces morales et intellectuelles, on est, pour ainsi dire, passif relativement à l'impression, à l'empreinte des objets extérieurs ; on est le *juvenis cereus* d'Horace. Les facultés intérieures molles et flexibles ne vont au-devant de rien pour saisir, et ne repoussent rien non plus avec force. — Aussi, dans cette masse nombreuse d'individus, on ne remarque ni enthousiasme, ni entraînement spontané, ayant un caractère tranché. Aussi l'éducation par l'enseignement agira-t-elle avec efficacité sur eux, en ce sens qu'elle leur imprimera une bonne direction, de bonnes habitudes ; et l'on pourra dire avec Sénèque : *Educatio et disciplina mores faciunt.*—Mais l'éducation ne réussira jamais à faire naî-

tre parmi eux des talens originaux ou même distingués. — La médiocrité sera toujours leur partage.

Maintenant, sans nous attacher exclusivement à cette classe inerte,
en quelque sorte, d'individus qui abondent dans toute réunion d'enfans, d'adolescens soumis à la même discipline, au même enseignement, observons-les tous : quelle variété de goûts, de penchans, de
qualités vient déjà nous révéler l'inégalité que la nature a voulu mettre dans les rangs de la société !

L'un se fait remarquer par sa vaste mémoire ; l'autre par son
esprit méditatif. — L'un, incapable d'application, est fougueux,
querelleur, ne cherche que les dangers et les combats ; l'autre se
plaît dans la docilité et l'accomplissement de ses devoirs. — Celui-ci,
se passionne pour la poésie, la musique et la peinture; celui-là, in-
sensible au charme des beaux-arts, remporte les prix pour les sciences abstraites et les mathématiques. — Tel esprit est vif, moqueur,
pétillant de saillies ; tel autre, simple et modeste, est lent dans ses
conceptions, et n'exprime sa pensée qu'avec défiance et difficulté. —
Ici, nous voyons une bonté, une sensibilité bienveillante que l'injus-
tice ou l'ingratitude ne peuvent altérer ; là, une dureté de cœur, un
égoïsme sombre, une tendance à des actes de méchanceté que ne sau-
raient adoucir les meilleurs procédés.

Peut-on attribuer à l'enseignement, à l'exemple, ces dispositions
décidées ? — Elles sont vraiment natives, innées. — C'est pourquoi
chaque jour nous disons : Cet enfant est heureusement né! quelle belle
organisation ! quel bon cœur ! ce talent est un don de la nature ! Ces
locutions, Messieurs, ne sont-elles pas vulgaires ?

Que si nous élevant des observations communes à la contempla-
tion des grands hommes que l'histoire offre à nos regards, nous
voyons que des mouvemens spontanés ont annoncé antérieure-
ment à toute instruction les destinées d'une future grandeur.

Achille, caché sous les habits de Pyrrha à la cour du roi Lyco-
mède, pendant que ses jeunes compagnes examinent les présens
d'Ulysse, saisit vivement l'épée qu'il aperçoit sous les bijoux et les
fleurs.

Ecoutons Plutarque nous raconter la première jeunesse de Thé-
mistocle, d'Alcibiade, d'Alexandre. Ne sommes-nous pas frappés de
ces traits de sagacité, de fermeté ou d'un noble orgueil par lesquels
ils se signalent ? — A quoi donc attribuer cette étrange propension des
enfans destinés à de grandes choses : le jeune Démosthènes, la bou-
che pleine de cailloux, s'exerçant à déclamer au bord de la mer : Ca-
ton d'Utique, dès l'âge de quatorze ans, décélant son horreur pour
la tyrannie en voulant tuer Sylla ; Turenne, à dix ans, passant une
nuit d'hiver couché sur un affût de canon ; Vaucanson, enfant, devi-
nant le mécanisme d'une horloge : Ozanam et Bernouilli composant,
dès l'âge de quatorze ans, des ouvrages de mathématiques et d'astro-
nomie ; Pascal, à douze ans, avec des ronds et des barres, parvenant,
seul, aux plus fortes propositions d'Euclide ?

Non-seulement l'éducation n'est pour rien dans ces élans de l'esprit
humain, mais encore les obstacles, qu'une éducation vicieuse ou la

position sociale semblent rendre insurmontables, sont vaincus par les hommes doués de grandes qualités.

Fontenelle, dans ses nombreux éloges historiques, où il a su apprécier avec une raison si saine, avec un tact si fin et si sûr, la valeur des personnes et des choses, nous montre, à chaque page, pour ainsi dire, les inclinations naturelles victorieuses des difficultés produites par l'enseignement même. — Ce qu'il dit du czar Pierre mérite particulièrement d'être rappelé : «Pierre, déjà czar, dans un âge si tendre (dix ans), était très-mal élevé, non-seulement par le vice général de l'éducation moscovite, par celui de l'éducation ordinaire des princes, que la flatterie se hâte de corrompre dans le temps même destiné aux préceptes et à la vérité, mais encore plus par les soins de l'ambitieuse Sophie, qui déjà le connaissait assez pour craindre qu'il ne fût un jour trop grand prince et trop difficile à gouverner. Elle l'environna de tout ce qui était capable d'étouffer ses lumières naturelles, de lui gâter le cœur, de l'avilir par les plaisirs. — Mais, ajoute Fontenelle, ni la bonne éducation ne fait les grands caractères, ni la mauvaise ne les détruit. Les héros, en tous genres, sortent tout formés des mains de la nature et avec des qualités insurmontables. »

Dans l'éloge de Descartes, non moins remarquable par la profondeur des pensées que par les beautés du style, Thomas affecte de ne point s'arrêter sur l'éducation du grand philosophe qu'il célèbre. «Car, dit-il, lorsqu'il s'agit d'hommes extraordinaires, il faut bien moins remarquer l'éducation que la nature. Il y a une éducation pour les hommes communs ; l'homme de génie a l'éducation qu'il se donne, et qui consiste principalement à perdre et à effacer celle qu'il a reçue.» — Cette citation dit mieux que mes faibles paroles ce que j'essaie de développer : serait-il nécessaire encore d'invoquer d'autres témoignages ? — Michel de Montaigne ce philosophe que l'on peut citer avec confiance, parce que son esprit, plein de pénétration et d'indépendance, brave les préjugés, Montaigne dit : «Les inclinations naturelles s'aydent et fortifient par institution : mais elles ne se changent et surmontent guères. Mille natures de mon temps ont éschappé vers la vertu, ou vers le vice, au travers d'une discipline contraire. — On n'extirpe pas ces qualités originelles ; on les couvre, on les cache.»

Ces réflexions et mieux encore l'observation expérimentale démontrent donc combien étaient vaines les prétentions d'Helvétius reproduites tout récemment avec emphase. Comment peut-on raisonnablement soutenir que les intelligences sont égales ; que l'éducation seule établit des différences parmi les hommes et qu'un artiste, qu'un poète, qu'un orateur ne sont tels que par la supériorité ou la spécialité de l'enseignement auquel ils ont été primitivement soumis ?

S'il en était ainsi, Messieurs, on devrait nous apprendre quelle est la combinaison d'élémens scholastiques propres à développer le vaste et brillant esprit d'un Voltaire ; l'imagination poétique et tendre d'un Virgile, d'un Fénélon, l'éloquence d'un Cicéron ou d'un Bossuet ; le génie d'un Newton ou d'un Galilée ; les facultés spéciales d'un le Kain ou d'un Talma, d'un Mozart, d'un Grétry, d'un Rossini ? — Pourquoi donc les établissemens d'éducation les plus vantés ne parviennent-ils pas à former de ces grands hommes qu'on ne voit briller dans les annales de l'histoire que de loin en loin, sans qu'une éducation extraordinaire ait pu d'avance faire présager leur glorieuse destinée ? — Ont-ils donc reçu une instruction supérieure et unique dans son genre tous ces hommes qui se sont signalés par de belles actions, par des productions immortelles, tous ceux que nous avons déjà cités, et ceux que nous pourrions citer encore ? — Nous voyons, au contraire, qu'ils n'ont puisé leur première instruction qu'à des sources vulgaires, ou même qu'ils en ont été privés entièrement : témoins Pétrarque, le Tasse, le Dante, Raphaël, Michel-Ange, Racine, Molière, Corneille, le Titien, Claude Lorrain, Poussin, Franklin, Cuvier, Vauquelin...... et tant d'autres, Messieurs, dont les noms célèbres sont présens à votre mémoire.

> « Dans ce bel art des vers, je n'ai point eu de maître ;
> « Il n'en est point, ami »....

C'est ainsi que s'exprime l'infortuné André Chenier.

Le Corrège voit un tableau et s'écrie : et moi aussi je suis peintre. — Le cordonnier François compose spontanément des tragédies ; comme le boulanger Reboul des élégies et des odes; et c'est au milieu de leurs travaux habituels d'une nature si commune et si mécanique que la muse de la poésie vient les surprendre et les inspirer. — Le pâtre Rutxhiel avec un couteau grossier sculpte des morceaux de bois pendant qu'il garde son troupeau ; mais bientôt statuaire distingué, il anime le marbre, et en fait sortir, pour le poser sur les nuages, ce groupe si pur et si gracieux de Zéphyre enlevant Psyché, l'un des ornemens de nos musées. — Le foulon Olivier Basselin fait retentir les échos des Vaux de Vire de ses joyeux refrains, et crée le vaudeville.

A toutes les époques et chez tous les peuples nous voyons surgir à l'improviste ces artistes, ces hommes remarquables par l'activité énergique d'une faculté intellectuelle quelconque, ce qui constitue le génie, et ce n'est que très-rarement que l'on peut citer des grands hommes sortant de l'école des grands maîtres.

Il résulte de tout ce qui précède, que si l'éducation provient d'un bon enseignement et de bons exemples, ce qui n'est pas douteux, elle est bien plus encore le produit d'une bonne organisation native, du développement spontané de telles ou telles facultés innées, qui n'ont besoin, pour ainsi dire, que d'être averties, pour entrer en fonctions.

Cette juste appréciation des goûts, des penchans, des facultés innées, n'avait point échappé à une société fameuse, à laquelle, du moins, on ne saurait reprocher l'inhabileté dans l'art de l'éducation ; et c'est par l'adroite application qu'elle en savait faire à son profit, qu'elle a dû, en partie, sa longue et florissante existence.

Si nous envisageons maintenant la troisième source de l'éducation, celle des circonstances de la vie et des événemens, elle nous paraît tellement féconde, que certains moralistes n'ont pas hésité à dire : les circonstances font les hommes. Mais cette maxime absolue, exagérée, n'est pas plus admissible que celle d'Helvétius soutenant l'enseignement fait les hommes. — Les circonstances, comme l'enseignement, ne font que mettre en évidence les qualités inhérentes à leur organisation.

Le cours ordinaire de la vie, dans sa tranquillité scientifique et industrielle, nous en offre journellement des exemples. Mais ils saillissent en relief, ils se montrent plus fortement colorés, lorsque déchaînant les tempêtes politiques, la Providence leur permet de briser la colonne, jusque-là respectée, de la hiérarchie des pouvoirs et des conditions. — Dans ces temps de perturbation sociale qui déplace toutes les existences, où des milliers d'individus, livrés à leurs propres forces, se trouvent lancés dans une sphère nouvelle, hérissée d'obstacles, semée d'écueils, et remplie de chances de toutes les sortes, les uns voient passer les événemens devant eux sans les comprendre, et pourtant ce n'est pas l'éducation qui a manqué à leurs facultés. Mais celles-ci, façonnées à une certaine routine, qu'elles suivent aveuglément, sont impropres à agir d'elles-mêmes ; jamais elles ne feront la tentative de percer le voile de préjugés qui les enveloppe et les comprime. Les autres se précipitent avec ardeur dans la carrière qui s'ouvre sous leurs pas sans trop voir son étendue et son but. Confians en cette instruction première qui les distinguent de leurs rivaux, ils croient pouvoir y figurer avec honneur. Ils s'agitent et savent même affronter des dangers ; mais aptes à des fonctions subalternes, ils seront toujours incapables de dominer leur position ou d'en reculer les bornes. C'est en vain qu'ils veulent s'élever : un niveau de plomb les replace dans la médiocrité, pour laquelle ils sont faits.

Cependant au milieu de cette foule vulgaire se rencontrent des jeunes gens, encore inexpérimentés, peu favorisés des biens de la fortune, sans appui étranger, d'un esprit peu ou point cultivé par l'éducation des colléges, ou ayant reçu une instruction absolument contraire à cette direction nouvelle qu'imprime le tourbillon d'événemens imprévus. Eh bien ! rien ne les effraie, rien ne les étonne. Plus les difficultés et les périls se multiplient autour d'eux, plus ils semblent grandir en force et en intelligence. Ils sentent, par une révélation instinctive, quelle est la spécialité qui leur convient. — Les uns abandonnent tout-à-coup la carrière du barreau, déjà honorablement parcourue, pour se jeter au milieu des camps, où leur place est marquée ; les autres, insensibles à la gloire des armes, déjà obtenue, se recueillent en eux-mêmes pour consacrer leur vie aux sciences, aux beaux-arts, dont l'attrait les séduit d'une manière irrésistible. Ceux-ci repoussent les pompes et les honneurs d'un monde désenchanté pour trouver un refuge dans les habitudes religieuses : ceux-là renoncent aux douceurs d'une existence paisible et fortunée pour sacrifier leur santé, exposer leur fortune dans des entreprises incertaines, périlleuses, ou vont consacrer leurs veilles aux débats d'une polémique qui ne leur laissera plus de repos ; mais pour eux le repos, ou plutôt le bien-être, ne se trouve plus que dans l'excessive activité.

Ouvrons l'histoire des peuples de l'antiquité, parcourons les annales des nations contemporaines, à chaque page nous y trouvons le

développement et la preuve de cette assertion. — Mais qu'est-il besoin
d'aller les chercher au loin ? Notre histoire nationale n'est-elle pas
assez riche quand il s'agit de citer des exemples de vertus, de talens,
de génie, d'actions héroïques que l'influence des événemens a fé-
condés et fait naître ? Quoi de plus étonnant, dans les fastes de l'histoire, que ce qui s'est passé sous les yeux de nos pères et sous les
nôtres dans le court espace de quarante années ? Combien d'orateurs
et d'hommes d'état nous apparaissent subitement sans avoir été pré-
parés par une instruction spéciale à ce rôle difficile et si nouveau
pour eux ! Combien de soldats, devenus chefs de leurs camarades,
reçoivent sur les champs de bataille ces illuminations soudaines qui
les transforment en grands capitaines ! Combien de savans, d'artistes ressentent une impulsion, une force créatrice de ce mouvement
qui échauffe tous les esprits !

Ah ! si la France a eu des pleurs à verser sur le déchirement de ses
entrailles, si des crimes sanglans l'ont forcée de voiler douloureuse-
ment son front, n'a-t-elle pas été noblement consolée par ses nombreux enfans, qui l'ont entourée d'une auréole de gloire plus brillante
que toutes celles qui ont pu jamais éblouir les regards des peuples !

Pardonnez, Messieurs, l'expression d'un sentiment qui n'est pas
étranger à mon sujet puisqu'il naît précisément de l'examen de
cette influence vivifiante que les circonstances, les événemens exercent sur l'homme en formant un des élémens de l'éducation.

S'il est vrai, comme j'ai essayé de le prouver, que l'enseignement
et l'influence des circonstances de la vie ne suffisent pas pour former
l'homme, à moins qu'il ne soit doué d'une organisation propre à per-
cevoir les sensations et à réagir spontanément, en manifestant, non
point des idées innées, mais des goûts, des penchans, des facultés
innés, on apprécie dès-lors quel peut être le rôle important de la
médecine. Car, l'organisation de l'homme est de son domaine : elle
lui appartient essentiellement, depuis le moment de la naissance,
jusqu'au dernier moment de la vie.

L'hygiène, cette belle partie de la science médicale, dont notre
célèbre Hallé a rehaussé la valeur et multiplié les bienfaits, l'hygiène préside à la naissance de l'homme ; elle entoure son berceau de
soins d'autant plus utiles que les préjugés les plus absurdes avaient
trop long-temps usurpé cet emploi. Elle dirige ses premiers pas et
protége son enfance, sa puberté, sa jeunesse contre mille dangers
redoutables.

Tous les philosophes et les législateurs de l'antiquité se sont pro-
posé pour but essentiel de favoriser, de régulariser le développement des facultés physiques de l'homme, afin d'assurer les bons ef-
fets de l'enseignement intellectuel et moral. Ils ne se bornaient point
à cultiver, à orner l'esprit par des leçons de belles-lettres, d'arts et de
philosophie. — Pour eux l'instruction intellectuelle n'était qu'un des
moyens de cette éducation générale dirigée dans un sens patriotique,
qu'on ne saurait trop admirer. Et, en effet, l'expérience progressive
des siècles n'a eu presque rien à ajouter à l'esprit philosophique dans
lequel étaient conçues ces belles institutions.

Quand on pense que l'hygiène embrasse dans son étude tout ce qui est à l'usage de l'homme depuis l'air qu'il respire, les alimens dont il se nourrit, l'exercice de tous ses organes, jusqu'aux affections de l'ame, aux passions, aux travaux de l'esprit : que les lois de l'hygiène règlent l'emploi, la combinaison de toutes ces choses si capables de modifier l'organisme, on est justement frappé de sa grande influence.

La nature produit l'homme avec des organes, des facultés déterminées. Mais l'art peut accroître ces facultés, changer ou diriger leur mode d'action. Cabanis va même plus loin puisqu'il dit que l'art peut créer en quelque sorte de nouveaux organes. — Cette pensée, prise dans un sens absolu, n'est pas exacte, sans doute, car l'art ne donnera pas un esprit vif et brillant à celui qui est né sans cette disposition ; l'art ne créera pas les facultés musicale, poétique, etc. mais, il développera les organes faibles, et saura réprimer ceux, qui, par une action trop énergique et prédominante, étoufferaient les autres penchans nobles et utiles ; ceux qui, par une action exagérée, changeraient une qualité en défaut. — Car, si un défaut, un vice, sont souvent produits par la perversion ou l'absence d'une qualité, plus souvent encore ils ne sont que le résultat de sa seule exagération.

L'art peut chez beaucoup de sujets empêcher, retarder ou atténuer le développement de maladies héréditaires.

Il peut rétablir l'équilibre dans les élémens constitutifs du tempérament ; — il parvient à substituer, dans beaucoup de cas, au tempérament naturel, le *tempérament acquis* et à opérer par cette sorte de métamorphose physique des changemens moraux et intellectuels vraiment étonnans. — C'est ainsi, suivant l'expression de Montaigne que l'on fait d'un *dameret* un garçon vert et vigoureux. C'est ainsi que l'on rend susceptibles d'application et d'études sérieuses, des êtres jusque-là en proie à une mobilité nerveuse, à une agitation désordonnée qui consumait leurs forces, en les frappant d'incapacité.

Une grande diversité se remarque dans l'époque et la marche du développement intellectuel. — Tantôt les facultés de l'intelligence, dans leur forme générale ou spéciale, jettent un vif éclat dès l'enfance même ; tantôt elles mettent beaucoup de temps à mûrir et à porter leurs fruits ; et ce n'est qu'à vingt ans que l'âme est *desnouée* comme dit Montaigne. — Dans le premier cas elles promettent parfois plus qu'elles ne peuvent tenir par la suite : ce n'a été qu'une clarté trompeuse. Tous ces écoliers, cités comme de petits prodiges, qui font l'admiration des parens et l'orgueil des maîtres, ne font trop souvent, pour le médecin, que des sujets de sollicitude et de crainte.

Car bien que nous ayons reconnu que certains hommes, célèbres par leurs grandes actions, ont annoncé dès leur enfance le caractère tranché de leurs dispositions, de leur destinée, ces exemples sortent de la ligne commune. — Les jeunes sujets qui sont doués de cette intelligence, de cette mémoire vastes et précoces, si vantées chez Hermogène, Baratier, Pic de la Mirandole, sont rarement d'une trempe assez forte pour lutter contre les lois générales de la nature. — Les facultés cérébrales n'acquièrent cette prédominance prématurée qu'aux dépens des forces du reste de l'organisme. De-là le proverbe populaire : Cet enfant a trop d'esprit, il ne vivra pas. — En effet ces enfans précoces, qui ont reçu le fâcheux privilége d'user rapidement la vie, succombent à des maladies aiguës du cerveau, ou dépérissent dans des maladies de langueur mortelles, ou sont affligés pour le reste de leurs jours d'une santé frêle, d'une intelligence parfois très-médiocre, triste expiation de leurs triomphes de colléges. — Deux des personnages que je viens de citer subirent ce triste sort. Quant à Hermogène, professeur de rhétorique à quatorze ans, il était non-seulement médiocre à vingt-quatre ans, mais tont-à-fait ignorant. C'est de lui qu'Antiochus le sophiste disait :

In pueritiâ senex, in senectute puer.

Combattre une disposition si dangereuse, en modérant l'exercice des organes de la pensée, en sachant même suspendre entièrement tout travail intellectuel jusqu'à ce que les organes de la vie animale, l'appareil locomoteur, aient repris le degré de force capable de contre-balancer l'énergie exagérée du cerveau, est un des préceptes de l'art.— Comment pourrait-on méconnaître, ici, la salutaire intervention de la médecine qui, seule, peut régler le régime hygiénique convenable ?

Toutes ces réflexions ne sont pas le résultat d'une vaine théorie. Elles sont tirées de l'observation pratique, et partant dignes d'être admises.

Il serait d'un grand intérêt d'entrer plus profondément dans l'étude d'un tel sujet. Mais alors il me faudrait reculer les limites que le temps et la nature de cette séance me prescrivent ; et j'ai déjà trop abusé peut-être de l'attention que vous avez daigné prêter, Messieurs, à cette esquisse rapide et si incomplète. — Cependant si je suis parvenu, à l'aide de quelques traits saillans, à indiquer ce que l'on doit entendre par éducation et de quels élémens elle se compose : à montrer aussi quelle est l'influence que la médecine peut et doit exercer sur l'éducation, j'aurai atteint le but que je me proposais.